NOTE

SUR

L'INCORPORATION DU CAOUTCHOUC

DANS LES EMPLATRES PHARMACEUTIQUES

PAR LAVIGNE

Pharmacien, membre correspondant de la Société des sciences, arts et agriculture
de Poligny (Jura).

BORDEAUX

IMPRIMERIE G. GOUNOUILHOU

rue Guiraude, 11.

—

1869

NOTE

SUR

L'INCORPORATION DU CAOUTCHOUC

DANS LES EMPLATRES PHARMACEUTIQUES

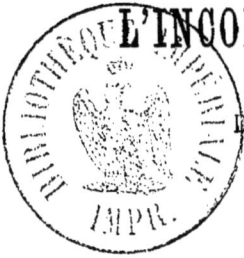

INTRODUCTION

Avant d'exposer dans ce Mémoire notre modeste découverte, nous sommes heureux de pouvoir dire ici que le patronage aussi éclairé que bienveillant de nombreux membres du Corps médical et pharmaceutique n'a pas manqué à notre œuvre, ainsi que l'attestent les certificats mentionnés à la fin de cet Opuscule.

C'est également pour nous un devoir bien doux à remplir de présenter nos remerciements les plus respectueux et les plus sympathiques à MM. Jeannel, pharmacien en chef de l'hôpital militaire; Dannecy, pharmacien de l'hôpital Saint-André; Fauré, Arnozan, pharmaciens, nos premiers maîtres; Perrens, chef des travaux chimiques à l'École de Pharmacie; ainsi qu'à la Société de Pharmacie elle-même, qui ont bien voulu nous aider de leurs bons et judicieux encouragements dans les recherches que nous avons dû entreprendre relativement à la question faisant l'objet de cette brochure; à M. Benjamin Compans, ex-pharmacien à Lima (Pérou), mon compatriote et mon protecteur; à M. Grassi, professeur à l'École supérieure de pharmacie de Paris, également mon protecteur.

NOTE

sur

L'INCORPORATION DU CAOUTCHOUC

DANS LES EMPLATRES PHARMACEUTIQUES

Par M. LAVIGNE

Pharmacien, membre correspondant de la Société des sciences, arts et agriculture
de Poligny (Jura).

⁓⁓⁓⁓

Depuis longues années, le caoutchouc avait reçu de nombreuses applications dans l'industrie, sans que la pharmacie, pure et simple, eût songé encore à utiliser ses propriétés dans la fabrication de ses produits.

Nous avions à cœur de combler cette lacune, et nous avons entrepris plusieurs essais, que nous avons été assez heureux de voir couronner par un plein succès. Ceci n'étonnera personne, car chacun a été à même d'apprécier les immenses services que les instruments de caoutchouc rendent à la chirurgie pratique.

Il était donc indubitable que la pharmacie n'appelât de tous ses vœux les applications que le caoutchouc vient de recevoir dans la fabrication des emplâtres, et c'est rendre un service signalé non seulement au corps médical, mais encore au public, que de faire connaître les résultats de nos recherches.

Avant d'entrer en matière, il ne sera pas hors de propos de

faire précéder les faits que nous présentons ici de l'histoire abrégée du caoutchouc.

Ce suc végétal *oléo-résineux* laiteux, d'une nature toute spéciale, est extrait, par incision, de l'écorce du *syphonia*, ou *Jatropha elastica* ou *cahuchu*, de là le nom de *caoutchouc*. Fourcroy, dans sa *chimie* (t. IV, p. 162), se borne à mentionner les propriétés combustibles du caoutchouc, et nous apprend que les Américains en faisaient des torches destinées à l'éclairage. Ce chimiste fit observer très judicieusement que l'insolubilité du caoutchouc dans l'alcool le mettait en dehors du groupe des corps résineux.

Macquer, de La Condamine ont également parlé de cette substance en 1751. En 1781, Berniard commença à étudier de plus près cette substance, et en fit le sujet d'un article publié dans le *Journal de Physique*. C'est Berniard qui fit les premiers essais tendant à dissoudre le caoutchouc dans l'essence de térébenthine.

Laissons parler un des grands noms de la chimie moderne, le chimiste Fourcroy :

« De toutes ces réflexions et de beaucoup d'autres qui auraient été faites sur le travail de M. Berniard, nous croyons devoir rapporter les suivantes :

« L'analyse de M. Berniard est loin de nous renseigner » exactement sur la nature du caoutchouc, puisque l'action » des acides et des alcalis sur cette substance n'est pas » identique à celle que ces agents exercent sur les corps gras » en général. Nous pensons qu'il reste encore beaucoup à » faire..... »

M. Virey parle en ces termes de la gomme élastique (t. I, p. 34) :

« Le caoutchouc, d'abord fluide sous forme d'un lait glu- » tineux, découle de plusieurs arbres de la famille des » Artocarpées. »

Orfila (chimie) s'exprime ainsi relativement à ce produit :

« Le caoutchouc est le suc épaissi, obtenu par incision, du
» *Syphonia cahuchu*, du *Jatropha elastica*. »

Selon d'autres, l'arbre dont on l'extrait porte le nom de
Artocarpus integrifolia, arbre croissant dans les Indes Occi-
dentales et dans l'Amérique méridionale.

Le caoutchouc est recueilli dans ces contrées sur des
moules en terre, en forme de poires attachées au pourtour des
incisions pratiquées aux arbres dont il provient. (Guibourt,
Hist. des drogues simples, art. *caoutchouc*.)

Lorsque les couches ont une certaine épaisseur, on les
enlève et on les dessèche à la fumée d'un foyer alimenté par
des copeaux de chêne, ce qui donne à la gomme élastique la
couleur noire que nous lui connaissons.

Par une dessiccation sans fumée, on obtiendrait le caoutchouc pur et blanc.

Sauf la couleur, le caoutchouc est élastique, solide, mou,
flexible à une certaine chaleur, durcissant par le froid, et,
dans tous les cas, plus léger que l'eau. Son poids spéci-
fique = 0,9335.

Faraday, chimiste anglais, étant parvenu à obtenir
du caoutchouc pur et blanc, l'a soumis à l'analyse, et il s'est
convaincu que ce corps est un carbure d'hydrogène présentant
la composition suivante :

Caoutchouc ou carbure d'hydrogène	32gr
Matière végétale azotée..............	2
Matière brune azotée................	7
Substance insoluble dans l'eau et dans l'alcool	3
Eau	55
Matière inerte.....................	01
TOTAL..........	100gr

Voici les propriétés chimiques du caoutchouc. La chaleur le

ramollit; en l'élevant graduellement, on arrive à le fondre, sans quoi il s'enflammerait si on venait à le chauffer trop brusquement. Soumis à la distillation, ce produit donne les mêmes résultats que les résineux, ce qui nous a fait supposer qu'il pouvait facilement s'y mélanger, eu égard à cette conformité de principes. Mais ce qui, au premier abord, paraît extrêmement facile en théorie, est loin de l'être autant dans la pratique. Ce n'a été qu'après de longues et laborieuses expériences que nous avons pu saisir la température la plus propre à opérer ce mélange; c'est là toute la difficulté, *hic labor, hic opus.*

MM. Himly et Bouchardat sont parvenus à retirer du suc du *Jatropha elastica* un principe immédiat nommé *caoutchoucine,* qu'on a retrouvé également, en très faible proportion, dans le suc de notre figuier indigène. Il n'y a là rien d'étonnant, puisque, comme ce dernier végétal, le *Syphonia* appartient à la famille des Artocarpées.

La *glycérine,* ou principe doux des huiles, existe dans toutes les huiles grasses. C'est M. Chevreul qui découvrit ce principe immédiat en 1822. La glycérine paraît jouer le rôle de base par rapport aux acides gras.

Nous avons observé que la glycérine donne à l'emplâtre un certain vernis qui n'est pas à dédaigner pour le coup-d'œil, ni pour la propriété agglutinative qu'elle lui communique.

Comme la glycérine est décomposée à une certaine température, nous ne l'ajoutons que vers la fin de la préparation.

En 1859, nous communiquâmes quelques-uns de nos essais à un de nos collègues, M. Jules Léon, pharmacien à Bordeaux, lequel nous engagea à les continuer, et même à appliquer notre méthode à la confection de tous les emplâtres, quels qu'ils fussent.

Plus tard, nous avons présenté à la Société de Pharmacie

de Bordeaux des emplâtres vésicatoires d'extrait de belladone par incorporation au cinquième d'extrait.

Les emplâtres vésicatoires sur papier et sur toile cirée renferment exactement la proportion de cantharide du Codex, comme on pourrait le vérifier par l'analyse chimique.

Soumis à l'examen de la Société de Pharmacie de la Gironde, ces emplâtres ont capté les sympathies unanimes de ce corps savant, qui a cru devoir féliciter l'auteur de cette découverte éminemment utile en pharmacie.

Précédemment, le *Journal de Médecine de Bordeaux* ([1]) consacrait l'article suivant à notre produit; l'*Union pharmaceutique de Paris* ([2]) l'a également publié, ainsi que le *Bulletin des travaux de la Société de Pharmacie de la Gironde* ([3]), qui, en outre, a bien voulu lui consacrer une mention spéciale.

_____

Emplâtre de poix de Bourgogne et de caoutchouc.

Les médecins se plaignent souvent des inconvénients que présentent les emplâtres de poix de Bourgogne tels qu'ils sont généralement préparés, c'est à dire avec la poix de Bourgogne ordinaire, simplement étendue sur la peau blanche après avoir été ramollie par la chaleur. Le plus souvent, la résine fond au contact de la peau et se répand dans les vêtements du malade. J'ai cherché à corriger ce défaut, en donnant à la matière plus de consistance, tout en augmentant sa propriété adhésive. J'y suis parvenu par le procédé ci-après :

Pr. d'une part :

    Caoutchouc coupé en menus morceaux.......... 35
    Essence de pétrole rectifiée ou esprit minéral 13

[1] Voir le numéro d'octobre 1868.
[2]   *Id.*,   *id.*
[3] Voir le numéro de septembre 1868.

F. dissoudre en vase clos par un contact suffisamment prolongé en agitant de temps en temps. Cette dissolution a la consistance d'un miel épais.

D'autre part :

    Poix de Bourgogne purifiée...................... 300
    Cire blanche.................................... 25

F. fondre à une douce chaleur; incorporez le mélange fondu de poix de Bourgogne et de cire à la dissolution de caoutchouc. Pour réussir dans cette dernière opération, versez d'abord la dissolution de caoutchouc dans une bassine ; chauffez-la très légèrement; versez-y, par très petites quantités à la fois, le mélange fondu de poix de Bourgogne et de cire; agitez vivement chaque fois, jusqu'à ce que la combinaison soit devenue homogène; enfin, achevez la préparation, en ajoutant :

    Glycérine....................................... 3
    Mêlez par l'agitation.

Lorsque la matière de l'emplâtre a pris par le refroidissement une consistance convenable, étendez-la en couche suffisamment épaisse sur de la toile ou sur du papier fort. F. sécher les pièces de ce sparadrap en les suspendant à des cordes, afin que l'évaporation de l'essence ait lieu sur les deux faces. Si on les étalait à plat, la matière pénétrerait les tissus.

Le papier enduit de cette composition peut servir à faire les emplâtres sur peau blanche. Pour cela, coupez de ce papier un morceau de la forme et de la dimension voulue; appliquez la surface résineuse sur la peau blanche, le papier en dehors; humectez le papier d'alcool à 85° C. au moyen d'un pinceau. Ainsi humecté, le papier se laisse séparer de la matière emplastique, laquelle se trouve ainsi décalquée, et offre une surface unie.   (Journ. de méd. de Bordeaux.)

Emploi du caoutchouc pour la préparation de l'emplâtre de poix de Bourgogne.

Il n'est pas un seul pharmacien qui n'ait éprouvé dans sa pratique mille désagréments pour la préparation des emplâtres de poix de Bourgogne. Si la résine n'a pas été suffisamment chauffée, elle reste trop riche en essence, et l'emplâtre appliqué sur la peau coulé et s'étend de la façon la plus désobligeante sur les parties du corps qui ne doivent pas être atteintes; si, au contraire, l'emplâtre est trop sec, il n'adhère pas à la peau, se dessèche, tombe, et son action est nulle ou à peu près.

Un habile praticien de Bordeaux, M. Lavigne, a eu l'idée heureuse de faire intervenir le caoutchouc dans la préparation de ces emplâtres, de façon à leur conserver à la fois leur souplesse, leurs propriétés adhésives, et à les empêcher de couler. Après des essais longs et laborieux, il a réussi de la façon la plus complète, et les nombreux échantillons qu'il a bien voulu nous soumettre, nous ont paru remplir complètement le but que notre confrère se proposait d'atteindre.

Voici, d'ailleurs, avec quelques détails, la manière d'opérer de M. Lavigne; tous ceux qui s'intéresseront à ce travail éminemment pratique, pourront répéter les expériences et obtenir des résultats aussi satisfaisants que lui.

1° Dissolution du caoutchouc.

Caoutchouc râpé......................... 350 gr.
Huile de pétrole rectifiée ou esprit minéral 130

Faites dissoudre en ajoutant par petites quantités et à distances éloignées l'huile de pétrole au caoutchouc, le tout mis dans un vase clos.

2° Préparation de la masse emplastique.

Poix de Bourgogne......................... 3 kil.
Cire blanche.,......................... 250 gr.
Dissolution de caoutchouc ci-dessus........... 500
Glycérine........................... 30

Faites fondre la poix de Bourgogne et la cire ensemble.

Chauffez à une légère température la dissolution de caoutchouc, mise dans un vase assez grand pour contenir la quantité d'emplâtre sur lequel on veut opérer; ajoutez, par petite proportion, la poix et la cire fondues à la dissolution du caoutchouc en agitant vivement. La glycérine, se trouvant décomposée par une forte chaleur, doit être ajoutée à la fin. Passez le tout à travers une toile peu serrée, laissez reposer, et quand la masse aura pris, par le refroidissement, une consistance de miel épais, on peut ajouter 50 gr. de styrax liquide, lequel modifie un peu l'odeur et la dissolution sans altérer la masse.

3° Manière d'étendre l'emplâtre sur le tissu.

Ayez un sparadrapier ordinaire sur lequel vous placez des feuilles de papier ou de toile, les unes sur les autres, autant qu'il en faudra à peu près pour la quantité de l'emplâtre sur lequel vous opérez.

La masse de l'emplâtre qui pourrait rester sur la première bande tombe sur la seconde, celle de la seconde sur la troisième, et ainsi de suite; de cette manière, on gagne beaucoup de temps, vu qu'il n'y a à faire qu'un seul nettoyage du sparadrapier.

Je mets des morceaux de cartes pour tenir le couteau du sparadrapier en l'air et donner l'épaisseur de l'emplâtre.

On peut se servir, soit d'huile, soit de benzine, pour le nettoyage du sparadrapier.

Après avoir tiré les bandes de papier ou de toile, il faut les suspendre sur une corde, ou sur une barre, afin que l'évaporation se fasse bien et que l'air frappe les deux faces.

On peut se servir de l'emplâtre lorsqu'il n'adhère plus en coupant à la lame du ciseau; alors coupez un morceau de cet emplâtre de la grandeur voulue, appliquez la surface résineuse sur de la peau blanche coupée *ad hoc*, le papier en dehors. Mettez le tout sur une plaque en ferblanc, et, à l'aide d'une légère chaleur, faites adhérer l'emplâtre à la peau blanche.

L'emplâtre refroidi, humectez le papier avec de l'alcool rectifié; l'alcool arrivé à la masse emplastique, et le papier étant sec, il doit s'enlever d'un seul trait. Cette opération demande de 2 à 5 minutes.

Après avoir enlevé le papier, si l'on désire avoir l'emplâtre glacé ou vernis, il suffit de le mettre sur une plaque légèrement chauffée.

Si l'on prépare plusieurs emplâtres d'avance et qu'on les

garde trop longtemps, il arrive quelquefois qu'ils ne sont pas aussi adhésifs; pour leur rendre leur première consistance, il suffit de les humecter de quelques gouttes d'alcool ou d'essence de térébenthine.

Quant à l'emplâtre tiré sur toile, il n'y a qu'à le découper de la forme demandée, et le livrer tel quel.

Observations. — De 250 à 550 gr. de dissolution de caoutchouc dans les mêmes proportions d'emplâtres ne changent pas la couleur de la poix de Bourgogne; de 550 à 500, elle est quelquefois modifiée; par les mêmes procédés, j'ai employé :

Dissolution de caoutchouc	⟩ ââ 500 gr.
Poix de Bourgogne	⟩
Glycérine	30
Cire blanche	100

Cette formule m'a donné encore une masse emplastique supérieure à ma première donnée plus haut; ce qui me fait supposer qu'on peut employer le caoutchouc à n'importe quelle proportion.

J'ai essayé de mettre les bandes de papier, venant de les tirer au sparadrapier, étendues sur une planche; l'air ne donnant que sur le côté emplastique, et l'évaporation ne se faisant pas assez promptement, le papier a été imbibé par l'emplâtre, et je n'ai pu, par aucun moyen, décalquer le papier.

Pour m'éviter la préparation de la dissolution de caoutchouc, qui est très longue et très ennuyeuse, j'ai donné à M. Lavigne, fabricant d'instruments en caoutchouc, rue des Trois-Conils, à Bordeaux, les proportions pour faire cette dissolution.

MM. les pharmaciens pourront s'adresser à ce fabricant s'ils veulent s'éviter l'ennui de cette préparation. Il est facile d'ajouter à ces emplâtres d'extrait de belladone, la poudre de camphre, d'opium, etc.

Autre formule : Caoutchouc brut fondu à l'aide de la chaleur. 300 gr.

J'ai ajouté mêmes proportions de poix de Bourgogne, de cire et de glycérine, et j'ai obtenu même résultat; la couleur est restée brun foncé. *(Bull. de la Soc. de Pharmacie de Bordeaux.)*

CERTIFICATS.

L'emploi que je fais depuis trois ans environ du nouvel emplâtre de poix de Bourgogne, préparé par M. Lavigne, pharmacien, me permet de certifier que cet emplâtre a tous les avantages de celui que l'on préparait jusqu'à ce jour. De plus, il adhère toujours bien, et l'on n'a pas à craindre qu'il devienne ni trop sec, ni trop mou, inconvénient que présentait quelquefois l'ancien.

En foi de quoi, j'ai donné ce certificat.

Bordeaux, le 20 novembre 1868.

Dʳ RIQUARD.

Vu pour légalisation de la signature Dʳ Riquard apposée ci-dessus.
A Bordeaux, en l'Hôtel-de-Ville, le 5 décembre 1868.

Le Maire de Bordeaux,
A. BETHMAN.

Je certifie employer journellement dans ma pratique les nouveaux emplâtres de M. Lavigne, pharmacien à Bordeaux, et me plais à reconnaître *qu'ils sont parfaitement adhésifs et que la chaleur de la peau ne les fait point couler,* conditions indispensables pour atteindre sûrement et sans le dépasser le but qu'on se propose en les appliquant.

Bordeaux, le 27 novembre 1868.

G. LANDEAU, м.

Vu pour légalisation de la signature Landeau apposée ci-dessus.
A Bordeaux, en l'Hôtel-de-Ville, le 5 décembre 1868.

Le Maire de Bordeaux,
A. BETHMAN.

Je certifie employer journellement dans ma pratique les nouveaux emplâtres de M. Lavigne, pharmacien à Bordeaux, et me plais à reconnaître qu'ils sont parfaitement adhésifs et que la chaleur de la peau ne les fait point couler, conditions indispensables pour atteindre sûrement et sans le dépasser le but qu'on se propose en les appliquant.

Bordeaux, le 2 décembre 1868.

DUBERTRAND, м.

Vu par nous, Maire de la commune de Bègles, pour légalisation de la signature Dubertrand, médecin, apposée ci-dessus.
Bègles, le 5 décembre 1868.

Pour le Maire :
L'Adjoint délégué,
BONZOM.

J'ai conseillé l'usage de l'emplâtre de poix de Bourgogne de M. LAVIGNE, pharmacien à Bordeaux, et j'en ai fait emploi sur moi-même.

J'en ai éprouvé les meilleurs effets, sans jamais lui reconnaître les inconvénients qui s'attachent à l'application de l'emplâtre de poix de Bourgogne ordinaire.

Cet emplâtre, composé par M. LAVIGNE, avec addition de caoutchouc, adhère facilement; il ne fuse pas et ne prend pas aux vêtements.

En foi de quoi j'ai signé.

Bordeaux, le 2 décembre 1868.

Dr REY,

1, rue Beaubadat.

Vu pour légalisation de la signature Dr REY apposée ci-dessus.
A Bordeaux, en l'Hôtel-de-Ville, le 5 décembre 1868.

Le Maire de Bordeaux,
A. BETHMAN.

Je déclare que l'emplâtre de poix de Bourgogne, fait selon la formule de M. LAVIGNE, pharmacien à Bordeaux, est bien supérieur à l'emplâtre de poix de Bourgogne ordinaire.

Il est toujours flexible, toujours adhésif, et ne coule jamais.

Il a donc tous les avantages de l'emplâtre ordinaire sans en avoir les inconvénients.

Bordeaux, le 4 décembre 1868.

DARRÉ, D.-M. P.

Vu pour légalisation de la signature DARRÉ apposée ci-dessus.
A Bordeaux, en l'Hôtel-de-Ville, le 5 décembre 1868.

Le Maire de Bordeaux,
A. BETHMAN.

L'emploi que je fais, depuis deux ans, de l'emplâtre de poix de Bourgogne, préparé par M. LAVIGNE, pharmacien à Bordeaux, m'autorise à affirmer qu'il a sur l'emplâtre du *Codex* des avantages incontestables, savoir : 1° de ne jamais couler; 2° d'adhérer toujours parfaitement à la peau; 3° de conserver pendant tout le temps de son application une souplesse qui lui permet de se prêter aux mouvements du corps, et d'éviter à la peau des tiraillements

douloureux. J'ajoute qu'avec ses avantages l'emplâtre de M. LA-
VIGNE ne le cède en rien à l'ancien quant à l'action.

Bordeaux, le 4 décembre 1868.

Dr VOVARD.

Vu pour légalisation de la Signature Dr VOVARD apposée ci-dessus.
A Bordeaux, en l'Hôtel-de-Ville, le 5 décembre 1868.

Le Maire de Bordeaux,
A. BETHMAN.

Je soussigné, docteur en médecine, certifie que depuis deux
ans j'emploie les emplâtres de poix de Bourgogne faits par
M. LAVIGNE, et que j'en obtiens d'excellents effets.

Ce pharmacien est parvenu, par l'addition du caoutchouc, à
supprimer tous les inconvénients des emplâtres ordinaires et à
incorporer tous les médicaments : belladone, opium, cantha-
rides, etc.

En foi de quoi, j'ai délivré le présent certificat.

Bordeaux, le 4 décembre 1868.

LABATUT, D.-M. P.

Vu pour légalisation de la signature LABATUT apposée ci-dessus.
A Bordeaux, en l'Hôtel-de-Ville, le 5 décembre 1868.

Le Maire de Bordeaux,
A. BETHMAN.

Bordeaux. — Imp. G. GOUNOUILHOU, rue Guiraude, 11.

www.ingramcontent.com/pod-product-compliance
Lightning Source LLC
Chambersburg PA
CBHW050410210326
41520CB00020B/6533